LA PESTE ROSA

Nelson Fernández

Teatro

ISBN:979-8-36-434611-7

Teatro

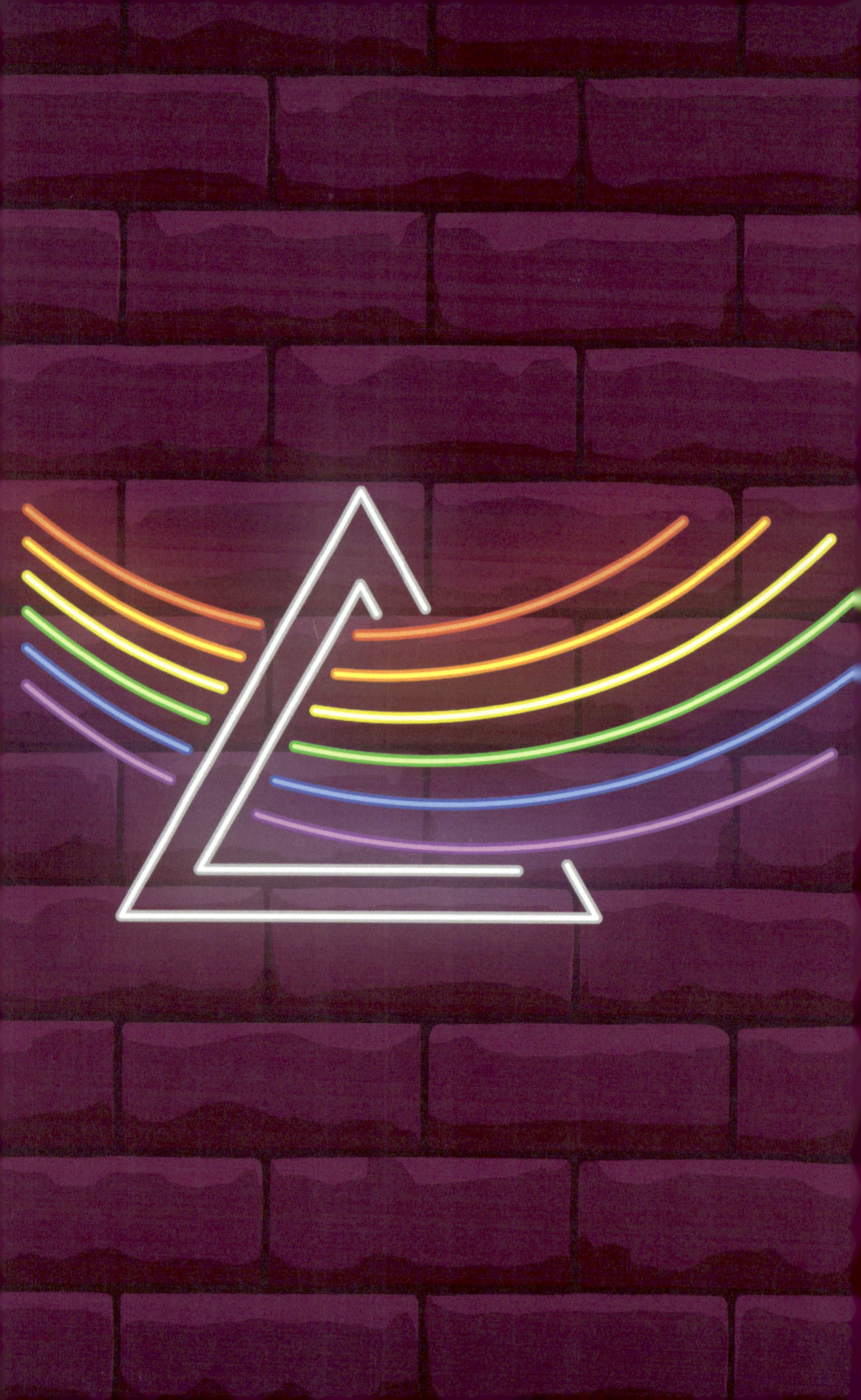

PRIMERA REPRESENTACIÓN

PREMIOS QUINTANA DE ORO (2019)
- S.D. Rep. Dominicana

(Obra ganadora por mejor texto/dramaturgia)

Reparto (2019):
Paloma: Vicky Medrano

Producción (2019):
Nelson Fernández

Dirección (2019):
Nelson Fernández

Musicalización (2019):
Nelson Fernández

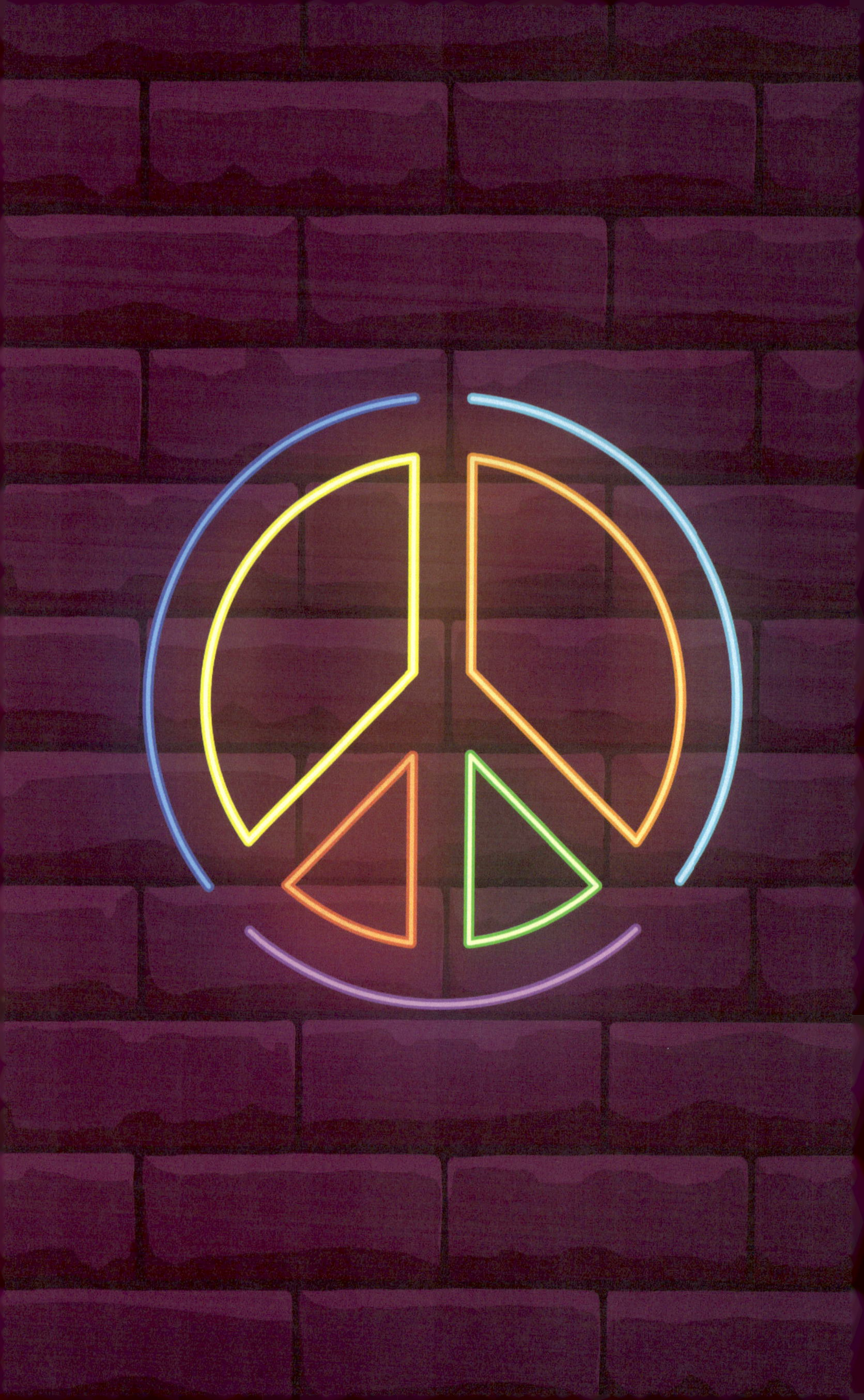

CONTENIDO

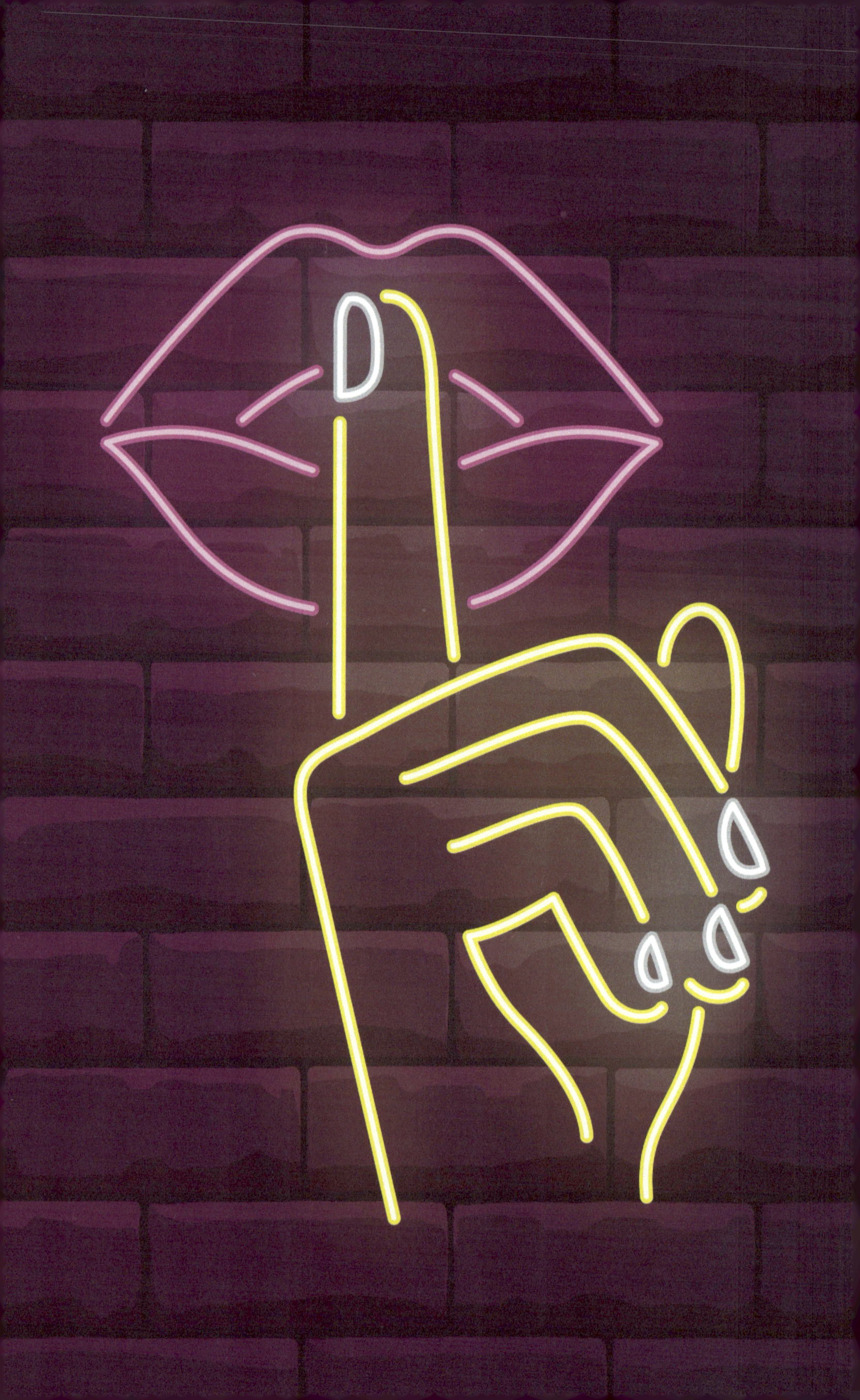

DEDICATORIA

A G. Gravano (EPD)

A cada persona que ha vivido menosprecio por su identidad de género, orientación sexual, apariencia física, estatus socio-económico, nacionalidad, por motivos religiosos, diferencias políticas, de edad, de condición física o mental, etc.

AGRADECIMIENTOS

A todas las personas que me orientaron un poco con información histórica lgbtqx dominicana, en especial a Juanjo Cid, Mirla Hernández y Carlos Rodríguez.

SINOPSIS

15 años después de la muerte de Miguel, su viuda recuerda el matrimonio color de rosa, un color que manchó su vida y la de muchas personas hasta el día de hoy. Hace frente a los abusos e injusticias en los servicios del sistema de salud, la corrupción, los valores y derechos humanos.

DESCARGO

Esta obra presenta una historia ficticia, el autor no pretende hablar de manera literal sobre la realidad. Aunque situaciones como esta han pasado en la historia lgbtqx dominicana, estos personajes son ficticios.

ACTO ÚNICO

<u>Se escucha el inicio de la canción "I will survive" y la luz va subiendo lento, Paloma está bailando y termina cabizbaja en el centro de la escena.</u>

PALOMA

1985, Milagros calló al suelo frente al hospital P. Billini. No era el amor de mi vida, pero estaba cerca de serlo. Llevaba meses enfermo y su condición empeoraba. No pasaba una hora sin una mirada de asco, un comentario de esos que te quiebran el alma y te retuercen el pensamiento.

"Párate, a que te enseño a ser hombre."

"Si tu abuelo estuviese vivo..."

"Dios no te recibe en su reino"

"Arrepiéntete demonio"

"Eso es el diablo hermanos"

"¿Dejaremos que la bestia se acerque a nuestros hijos?"

"Violador" "Pedófilo" "Asqueroso" "Maricón"

Conocí a Milagros saliendo de "Le Club", íbamos camino a "PentHouse", yo me encargaba de reunir a las "chicas" para el show de la noche. Salíamos de Le Club a eso de las tres de la mañana y empezábamos uno de los espectáculos de cabaret más afamados de Santo Domingo nocturno. Milagros era nueva en el negocio y cuando nos miramos a los ojos muchas cosas pasaron.

En poco tiempo nos hicimos mejores amigos. Miguel empezó a dejar sus cosas en mi casa y antes de darnos cuenta ya estábamos viviendo juntos. Eso si que cuando el secreto estaba a punto de ser descubierto, Miguel se puso de rodillas y me pidió matrimonio frente a sus padres. Milagros sólo existía de noche, Miguel debía permanecer vivo durante el día, proveedor, fuerte, líder, macho. Su familia no podía enterarse de que su primogénito bailaba todas las noches sobre una pasarela para servir el placer de los hombres más poderosos del país, que su bendición se transformaba en sodomita a la puesta del sol, que su único hijo era maricón.

Si, el matrimonio fue consumado. ¿Será que pensaban que la cosita no les funciona por tener gustos diferentes? Después de dos años durmiendo en la misma cama, sin poder tener un novio para ser feliz, ni él ni yo, despertando como despiertan los hombres, ¿Creerían que nunca pasó nada entre nosotros? Miguel seguía siendo hombre, aunque le gustasen los hombres. Pero también sentía algo por mí, yo era su mejor amiga, su compañera durante todos estos años y esa plaga lo alejó de mí.

Llegaron unos gringos, rubios y altos, tan blancos que sus orejas se tornaban rojas con un suspiro de Milagros. Fue una semana de fiestas en las que mi compañero se convirtió en la persona más feliz que había visto nunca. Una mañana llegó a casa con dos marines gringos y muy borracho me dijo: Elije sabiamente, porque uno es de mi equipo y el otro es del tuyo, pero dadas las condiciones en que estamos lo más probable es que yo salga ganando de todos modos, pero tú, no estoy seguro.

Los llevé a todos a dormir, no aguantaba la risa. Cuando despertaron no sabían cómo habían llegado a nuestra casa y se fueron sin comer nada, yo que les había preparado un mangú con queso frito.

Los gringos se fueron del país después de unos días. Mi amado quedó enamorado de uno de ellos, y eso lo puso tan triste. En el trabajo ya no era lo mismo, dejó de bailar con la pasión que bailaba, saltaba los pasos en la salsa del amanecer, perdió el apetito repentinamente y no quería hablar mucho al respecto.

La salsa del amanecer era algo que sucedía a eso de las seis de la mañana, cuando salía el sol Milagros ponía una salsa y bailaba con los hombres en la pasarela. Era muy divertido... hasta que Miguel empezó a despertar sudando y respirando con dificultad. Empezó a faltar al trabajo porque estaba vomitando todo lo que comía. Nada volvió a ser lo mismo, desde que se acostó con el gringo.

Su cuerpo perdió la fuerza para bailar con gracia y ese fuego latino de Milagros. Ya no podía escapar de la policía en las redadas y los allanamientos fuera de registro. Milagros empezó a ser víctima de ataques físicos por encima de su condición. Una maldita enfermedad que ningún médico podía reconocer, hasta que un día apareció en primera plana con letras rojas y nadie quería recibir a Milagros en ningún hospital, nadie quería recibir al maricón de mi esposo porque tenía el cáncer de los pájaros. Miguel dejó de ser considerado una persona porque estaba manchado e infectado con la furia de Dios.

Su familia me ha maldecido desde entonces por ser parte de la historia, me culpan por la muerte de Miguel, me gritan asesina cada vez que pueden. Me quitaron a mi hijo desde que nació, dicen que no merezco ser madre después de lo que pasó ¿Y qué clase de madre le niega a otra el derecho de serlo? Me arrebatan el fruto de mi vientre aprovechándose de mi debilidad.

Es que hay que ser macabro y mal parido para maltratar así a una persona, mi hijo no es ni siquiera nieto de la señora esa, madre de Miguel. El niño es hijo de uno de los gringos que Milagros trajo a casa el fin de semana que los marineros anduvieron por aquí.

Lo único que me queda de Miguel no me lo pueden quitar, nadie ha podido ayudarme con esto que corre por mis venas, estoy manchada con el cáncer de los maricones, con el castigo de los sodomitas, con la peste rosa, si, he tenido que aprender a vivir con VIH, porque después de sobrevivir a la pérdida de Miguel, su marca se manifestó en mí y tuve que pedir ayuda. En los hospitales que ya me habían visto con Miguel, me trataron como si fuera basura.

Los precios del tratamiento eran muy altos y apenas habían sido probados fuera del país. Un grupo de "pecadores" me ayudó a sobrevivir, muchos fueron amantes y amigos de Miguel, que de alguna forma sentían empatía conmigo y cuidarme era su forma de agradecer que había cuidado de Milagros. Yo no sabía dónde conseguir tratamiento, eso no había llegado al país. Uno de los chicos que viajaba, los traía de contrabando, carísimos, pero por ese mariquita está mi hijo vivo, con la doña comunista, pero vivo.

Alfredito, así escuché que le llamaban una tarde en el parque mientras yo espiaba como loca, hoy ya cumple 14 años. No me he atrevido a decirle nada al niño porque es muy joven para comprender estas cosas. Pero aquí entre nos, me trae el periódico de lunes a sábado. Es como un ángel, que me devuelve las ganas de vivir. Igualito al gringo, alto, parece de 18 y no ha cumplido sus 15. Empieza ya a crecer músculo, al parecer está saludable y los retrovirales primitivos que tomé durante el embarazo hicieron efecto. Gracias a los pecadores amigos de Miguel, mi hijo no se vio afectado por esta peste que cargamos muchos.

(Nota del personaje para el público) --- Pero que loca yo, inventando con pastillas en el embarazo. No se atrevan a hacer nada de esto sin consultar un médico. Por favor protéjanse, háganse la prueba de vez en cuando, que ahora son baratas, y si se ven afectados, el tratamiento es gratis. --- Piensen en Milagros y todas las personas que no sabían lo que tenían y murieron porque no había cómo combatir la pandemia.

Hoy ya me da igual decir Milagros de día y Miguel en las noches, porque sé que cuando aparezca algo para curar este mal, ese día ya estaré muerta. Me da igual porque ya nadie recuerda a Miguel el que murió embarrado, murió sucio, el que murió ya podrido, mucho antes de que su corazón dejara de latir; tampoco recuerdan a Milagros la que murió, aunque su cuerpo andaba por la tierra; murió, aunque muchos la veían bailar en el tubo; murió porque el mundo dijo que los pájaros estaban muriendo de sida; porque antes de pensar en la cura pensaron en añadir más asco a las miradas que recibían los gays en la calle.

Murió como moriré yo, luchando por los derechos de todas las personas sin importar con quién se acueste en la cama.

<u>APAGÓN.</u>

ACERCA DEL AUTOR

Nacido en Constanza, La Vega, en 1996. Nelson Fernández se inicia en el teatro desde muy joven en la escuela, pero con gran influencia musical de parte de su familia. Fue en 2009 con el programa Sembrando Teatro que descubre pasión por el teatro.

En 2013 inició sus estudios en la Universidad APEC, motivado no sólo por la carrera de publicidad, sino también porque le emocionaba ser parte del grupo de teatro creado por la gran Germana Quintana y dirigido por la soberana actriz Lidia Ariza, pero justo había pasado la audición y no logró entrar en ese momento.

Continuó su formación teatral en Teatro Las Máscaras y con el grupo Anacaona Teatro. En 2016 fue parte del equipo gestor de la 9na Bienal de Teatro Grupal. En 2016 logró integrarse al Grupo de Teatro UNAPEC y desde entonces se mantuvo activo en el grupo hasta 2020. Descubrió en esos cuatro años una pasión por la dramaturgia y gracias a la fuerte agenda anual del grupo pudo escribir y ver sus primeras obras en escena.

En ese marco temporal escribió "Flor de Fénix", "Suave", "Jardín, la verdad de Mantis", "La Peste Rosa", "Uno, dos, tres", " La Machaza", "Silente" y "La Madre trofeo".

LA PESTE ROSA

Nelson Fernández

Teatro

ISBN:979-8-36-434611-7

www.ingramcontent.com/pod-product-compliance
Lightning Source LLC
Chambersburg PA
CBHW040320240726
48664CB00006B/1568